RECHERCHES SÉROTHÉRAPIQUES

APPLIQUÉES AU

Diagnostic précoce de la Tuberculose

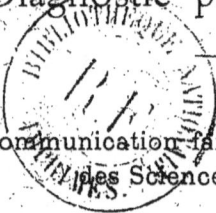

Communication faite le 5 novembre 1897 à la Société
des Sciences médicales de la Côte-d'Or

(Docteur COLLETTE, Président)

Par le Dr OCTAVE SIROT, médecin de l'Hôtel-Dieu
de Beaune

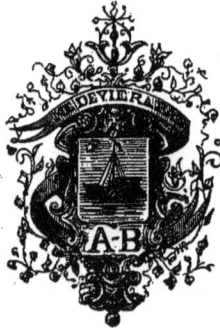

BEAUNE

IMPRIMERIE ARTHUR BATAULT

1897

Recherches Sérothérapiques

APPLIQUÉES AU

Diagnostic précoce de la Tuberculose

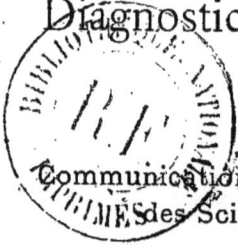

Communication faite le 5 novembre 1897 à la Société
des Sciences médicales de la Côte-d'Or

(Docteur COLLETTE, Président)

Par le D' OCTAVE SIROT, médecin de l'Hôtel-Dieu
de Beaune

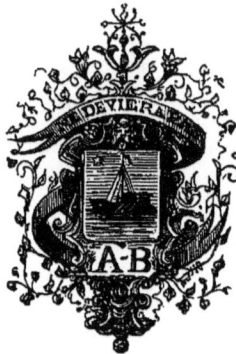

BEAUNE

IMPRIMERIE ARTHUR BATAULT

1897

RECHERCHES SÉROTHÉRAPIQUES

APPLIQUÉES AU

Diagnostic précoce de la Tuberculose

Communication faite le 5 novembre 1897 à la Société des Sciences médicales de la Côte-d'Or

(Docteur COLLETTE, Président)

Par le Dr Octave SIROT, médecin de l'Hôtel-Dieu de Beaune

Koch a écrit que sa tuberculine injectée, en très petite quantité, sous la peau d'hommes ou d'animaux atteints de tuberculose, présentait la propriété extrêmement précieuse de provoquer une réaction caracté·ristique, révélatrice de la présence de la tuberculose dès son début, alors que l'examen clinique ne donne encore que des résultats négatifs.

Mais il est de ces faits qu'il faut voir et qui ne frappent que lorsqu'ils sont devenus tangibles.

Dans sa remarquable conférence faite à Dijon, M. le professeur Nocard nous a prouvé, *de visu* à l'abattoir, par une expérience concluante, que la tuberculine injectée à l'espèce bovine révélait chez l'animal injecté la présence de la tuberculose.

Cette démonstration me remit en mémoire certains faits cliniques auxquels je n'avais attaché qu'un intérêt médiocre, à savoir, qu'ayant injecté un sérum artificiel à plusieurs malades, chez les uns il n'y avait pas eu de réaction fébrile, tandis que, chez d'autres, cette réaction s'était montrée plus ou moins forte et que ces derniers étaient morts de tuberculose.

La question suivante se présenta alors tout naturellement à mon esprit : Le sérum employé ne pourrait-il pas être à la tuberculose humaine, un réactif, analogue à la tuberculine de Koch ?

Si cela était, ce sérum offrirait, pour l'homme, l'avantage incontestable d'être à la portée de tous les médecins. On ne peut pas avoir toujours de la tuberculine, être sûr de ce produit, tandis que l'on peut toujours avoir du sérum, en faire fabriquer chez le premier pharmacien venu et même le fabriquer soi-même. On n'osera pas toujours injecter de la tuberculine, on injectera toujours sans hésitation du sérum.

De plus la tuberculine est d'un prix très élevé, le sérum est d'un prix insignifiant, ce qui a son importance pour le praticien exerçant à la campagne, dans les hôpitaux peu fortunés ou parmi les pauvres.

Je n'avais pas pris de notes cliniques sur l'action de ces injections de sérum, mais les recherches que je fis me donnèrent lieu de croire qu'il pouvait en être ainsi que je l'avais supposé.

Je pus néanmoins en recueillir un cas assez caractéristique, dans une observation prise pour un autre motif et conservée dans mon service de l'Hôtel-Dieu.

OBSERVATION I

Mme J. G., 34 ans, entre à l'Hôtel-Dieu, chambre payante, le 26 décembre 1896. Elle est convalescente de fièvre puerpérale. L'examen minutieux de la malade ne donne rien d'anormal, sinon un degré d'anémie manifeste et une douleur assez vive à la pression de l'utérus et de ses annexes.

26 Décembre 1896 : Temp. matin : 35.6, Temp. soir: 36
27 — — 35.8, — 36
28 — — Injection sous la peau de l'abdomen, un peu en bas et à droite de l'ombilic, de 20 centimètres cubes de sérum.

Température avant l'injection : 35.8
— 2 heures après : 36.5
— 6 — 38.0

29 Décembre 1896 : Nouvelle injection de 20 centimètres cubes de sérum.

Température avant l'injection : 35.7
— 2 heures après : 35.8
— 6 — 38.0

30 Décembre 1896 : Injection de 20 centimètres cubes de sérum.

Température avant l'injection : 36.4
— 2 heures après : 36.7
— 6 — 39.2

En présence de ces élévations de température, je cesse les injections.

La température matutinale et vespérale reprend sa courbe normale 36;36.8 etc.

Un mois après, la malade trouve, avec juste raison, son état de santé très amélioré, elle n'éprouve plus aucune douleur dans le ventre et exprime le désir de rentrer chez elle à la campagne.

Les températures des 6 derniers jours furent les suivantes :

Matin :	36.8	Soir :	36.9
—	36.5	—	36.7
—	36.6	—	36.8
—	36.0	—	36.5
—	36.2	—	37.0
—	36.4	—	36.8

La malade sort le 6 février 1897.

. . . .

. . . .

J'avais perdu de vue cette malade que je croyais avoir retrouvé sa santé et dont je n'avais plus entendu parler, quand, le 25 juillet 1897 soit 5 mois 1/2 après sa sortie de l'hôpital, je suis prié d'aller la voir à la campagne. Quel ne fut pas mon étonnement de trouver une femme en pleine évolution de tuberculose pulmonaire au 2me degré, tuberculose fébrile à marche rapide.

De cette observation je crus pouvoir conclure que les élévations de température, sous l'influence du sérum, avaient été le révélateur de l'état de possession tuber-

culeuse, état latent que rien ne pouvait faire soup-
çonner.

OBSERVATION II

Le gendarme J., âgé de 37 ans, est sujet à des enroue-
ments fréquents, à de la toux suivie d'expectoration
jaunâtre. Le médecin-major du régiment est appelé
par lui et il constate une congestion pulmonaire qui
ne tarde pas à devenir broncho-pneumonie unilatérale
gauche.

Le 5 août 1897, la température redevient normale
à 37.7.

Le 6 août la température est de	37.0	37.0
Le 7 — —	36.8	37.1
Le 8 — —	36.4	37.0
Le 9 — —	36.3	37.0

Le 10 août, le médecin-major me fait l'honneur de
me demander mon avis, attendu que, s'il n'y a plus de
fièvre, le malade tousse toujours. Il existe des râles
dans le poumon gauche, les crachats sont épais, très
denses, très visqueux, nummulaires, de mauvais aspect
et le malade a maigri.

Il est à noter que sa première femme est morte de
tuberculose.

Cet homme a de la broncho-pneumonie chronique,
mais est-elle tuberculeuse? Ce diagnostic avait une
grande importance, au point de vue de l'hygiène de la
caserne.

Ayant déjà foi en l'action réactive du sérum, je
demandai à mon confrère de m'autoriser à l'essayer.

Depuis 5 jours, la température la plus élevée a été
37.1. Je fais prendre la température le 10 août, avant
de faire une injection de sérum, elle est de 37°.

2 heures après l'injection elle est de	37.2
6 — —	37.6
9 — —	37.2

L'injection de sérum n'a pas occasionné de trouble

organique fébrile, je crus pouvoir dire que ce gendarme n'était pas tuberculeux.

Restait à faire une contre-épreuve, l'analyse bactériologique des crachats.

Ils ont été analysés au laboratoire de bactériologie de la Faculté des Sciences de Dijon par M le Professeur Bataillon, dont je transcris la réponse :

« *Pas de bacilles de Koch.* »

L'examen bactériologique confirmait le diagnostic porté après l'injection de sérum : pas de tuberculose, malgré les probabilités tirées de la clinique.

OBSERVATION III

Le nommé N., âgé de 25 ans, entre à l'Hôtel-Dieu le 23 juillet 1897, il en sort le 7 août 1897.

Une bronchite avait motivé son entrée. A sa sortie tout était rentré dans l'ordre.

Je l'examine le 9 août 1897. L'auscultation révèle une restitution *ad integrum*. Toutefois il crache toujours et, quoique n'ayant pas de fièvre, il ne peut retrouver ses forces. Suivant son expression : « ça n'est pas cela, ça cloche ».

Le 10 août 1897 :

Injection de sérum de 20 centimètres cubes
Température avant : 37.5
— 3 heures après : 37.5
— 6 — 38.6
— 9 — 38.0

Le 11 août 1897 :

Au matin la température est de 36.6

L'injection du sérum a occasionné un trouble organique fébrile : 38°6.

Il y a lieu de penser à une bronchite tuberculeuse et que la tuberculose après son premier assaut est à l'état latent, n'attendant qu'une occasion pour poursuivre sa marche en avant.

Des crachats sont recueillis le 6 septembre 1897. Ils

sont analysés, par M. le professeur Bataillon, au laboratoire de la Faculté des Sciences de Dijon ; je transcris sa réponse :

« *Crachats farcis de tuberculose.* »

Cet examen bactériologique confirmait donc le diagnostic sérothérapique.

OBSERVATION IV

Madame M., âgée de 51 ans, entre à l'Hôtel-Dieu le 18 décembre 1896, pour hémiplégie et paralysie faciale gauches.

La lésion est reconnue d'origine hémorrhagique. Cette femme n'a jamais été malade.

Depuis son entrée à l'Hôtel-Dieu, en dehors de son incurabilité cérébrale et localisée, elle s'est toujours très bien portée et, au moment où l'injection va être pratiquée, son état est excellent.

Sa température n'a jamais dépassé 37.1 le soir, et n'est jamais descendue au-dessous de 36.2 le matin.

Le 5 août 1897. Température du matin : 36.5
Injection de 20 centimètres cubes de sérum
Température 2 heures après : 36.5
— 6 — 37.3
— 9 — 37.5

Le 6 août 1897, température matin,	36.4,	soir :	36.2
Le 7 — —	36.3	—	36.7
Le 8 — —	36.4	—	36.7
Le 9 — —	36.9	—	36.9
Le 10 — —	37.0	—	36.5
Le 11 — —	37.1	—	36.6

L'injection n'a donné aucune réaction fébrile.

OBSERVATION V

Le 29 juillet 1897, Mme F..., âgée de 22 ans, mariée et mère de 2 enfants, entre à l'Hôtel-Dieu, pour anémie, manque de forces et ne pouvant plus travailler. Elle a sensiblement maigri depuis quelque temps.

L'examen ne révèle aucune lésion organique. Toutes les fonctions se font normalement, elle a bon appétit.

Le diagnostic porté est anémie, mais cette anémie est-elle une anémie de misère ou symptomatique d'une tuberculose latente ?

Le 30 juillet 1897, température matin : 36.7, soir : 37.7
Le 31   —   —   36.3   —   37.6
Le 1er août 1897,   —   36.8   —   37.3
Le 2   —   —   36.7   —   37.7
Le 3   —   —   36.4   —   37.5
Le 4   -   —   36.7   —   37.6

Le 5 août 1897, une injection de 20 centimètres cubes de sérum est faite.

Température   avant l'injection :   37.0
       —   2 hres après   —   37.0
       —   6   —   —   38.0
       —   9   —   —   39.6

Le 6 août 1897, température matin : 37.4, soir : 37.6
Le 7   —   —   36.4   —   37.6
Le 8   —   —   36.2   —   37.3
Le 9   —   —   36.4   —   37.4

Le 14 août 1897, la malade sort sur sa demande. Elle se sent un peu plus forte, mais son état est loin d'être satisfaisant.

L'injection sérothérapique a occasionné ici une réaction fébrile allant jusqu'à 39,6. Il y aurait donc lieu de supposer que cette femme est en puissance tuberculeuse et que son anémie est symptomatique de cette possession latente.

La contre épreuve serait intéressante, mais l'analyse des crachats n'a pu être faite, la malade n'expectore pas, elle ne tousse même pas.

Il y a donc lieu d'attendre pour cette contre épreuve.

Cette observation présente un grand intérêt.

Pourquoi, chez cette femme, cette élévation de température jusqu'à 39.6, alors que chez les autres anémiques injectées (anémies consécutives à des affections thoraciques ou abdominales franches et non tuberculeuses de toute évidence) la température n'a pas été influencée ?

La solution pourra sans doute être donnée par une analyse bactériologique ultérieure des crachats, si la malade vient à tousser et à expectorer.

Et si cette solution vient confirmer l'épreuve sérothérapique, on sera en droit de conclure que le sérum a bien été un révélateur précoce et qu'il a agi à une époque où tout diagnostic bactériologique était impossible.

Cette femme étant de la localité, je ne la perds pas de vue.

OBSERVATION VI

Chargé d'assurer le service médical du quartier de cavalerie de Beaune, je vois, à la visite du 17 août 1897, un cavalier qui demande à être exempt de service pour un point de côté très violent, très douloureux, siégeant sous le sein droit et gênant très notablement la respiration.

La palpation, la percussion, l'auscultation ne révèlent rien d'anormal. Il n'y a pas de fièvre.

Cet homme me raconte que le 27 octobre 1896, il a été atteint d'une pleurésie à droite, pleurésie non suppurée, pour laquelle il a fait, à Châlons-sur-Marne, à différentes reprises, 211 jours d'hôpital.

Le médecin lui aurait dit : « Vous aurez de la chance si vous ne devenez pas tuberculeux. » Aussi, ce point lui donnant de l'inquiétude, il se présenta à la visite.

Par prudence, je le mets en observation à l'infirmerie, puis à l'hôpital, où des doutes sérieux sur l'existence de ce point et d'une tuberculose en perspective naissent dans mon esprit.

Ses températures, prises régulièrement, varient de 36.4 le matin à 37.4 le soir.

L'apyrexie est donc complète et il est difficile d'avoir des crachats, crachats qui, d'ailleurs, n'existent que la nuit. Impossible d'en avoir pendant la journée.

Le 23 août 1897, je lui fais une injection de sérum.

Température avant l'injection : 36.4
— 3 h^res après — 36.4
— 6 — — 37.3
— 9 — — 37,4

Le 24 août et jours suivants la température est normale.

L'injection de sérum n'a occasionné aucune réaction fébrile.

L'analyse des crachats n'a rien donné de concluant, ces crachats conservés trop longtemps avant l'analyse n'ont pu permettre à M. le professeur Bataillon de donner une conclusion. Une analyse de crachats était nécessaire. Mais, à partir du moment où ce cavalier, (ancien sous-officier cassé et provenant des compagnies de discipline) a vu qu'il ne pouvait plus exploiter la corde pleurético-tuberculeuse, il s'est très habilement retourné d'un autre côté. Il a trouvé une sinécure où il se trouve bien. Il ne tousse plus, n'a plus de point de côté, il se porte à merveille. Impossible d'avoir un crachat et le flacon que je lui avais fait remettre a servi de récipient à tripoli !

Cette observation a donc sa valeur et j'ai cru devoir la mentionner.

OBSERVATION VII

M. Ch..., âgé de 19 ans, garçon de café, est entré à l'hôpital de Dijon en août ou septembre 1896. Il fut soigné pour affection pulmonaire,

Salle Eudes lit n° 11,

Salle Bouhier lit n° 50,

Par M. le Dr X... qui fit faire l'analyse des crachats ; analyse négative, le Dr X... ne donna pas de diagnostic connu du malade :

Par M. le D^r XX... qui ne fit pas l'analyse des crachats mais porta, d'après l'examen clinique, le diagnostic de tuberculose pulmonaire.

Ce jeune homme fut ensuite opéré d'une fistule par le D^r XXX... Salle Berryer, lit n° 5.

A l'hôpital de Chalon-sur-Saône, le diagnostic de tuberculose fut aussi porté.

Sa mère est morte de tuberculose.

Ce malade entre à l'Hôtel-Dieu de Beaune, Salle

Saint-Louis, lit n° 9, le 27 septembre 1897, pour douleurs articulaires.

L'auscultation la plus minutieuse de la poitrine ne donne rien d'anormal dans les poumons, les bronches et la plèvre.

Il existe au cœur, au premier temps, à la pointe, un bruit de souffle léger qui semblerait indiquer une insuffisance mitrale.

Est-ce un tuberculeux ? Est-ce un rhumatisant anémique avec lésion cardiaque ?

Les températures sont prises rigoureusement du 1er au 6 octobre. Elles varient de 36,5 minimum du matin, à 37,7 température maximum du soir.

C'est donc un apyrétique.

Le 6 octobre à dix heures du matin la température est de 37,3
Injection de sérum de 20 centimètres cubes
Température : 3 heures après : 37.5
— 6 — 37.7
— 9 — 37.7

Le lendemain et jours suivants, la température est comme les jours précédents.

D'après l'épreuve sérothérapique négative, puisqu'elle n'a pas donné de réaction fébrile, il y a lieu de conclure que cet homme n'est pas tuberculeux.

L'analyse bactériologique des crachats, faite comme contre épreuve par M le professeur Bataillon, donne « *pas de bacilles de Koch* ».

Ici, comme dans l'observation II, l'analyse bactériologique vient confirmer le diagnostic sérothérapique « pas de tuberculose » malgré les probabilités tirées de la clinique, probabilités suffisantes pour permettre à des cliniciens de poser le diagnostic de tuberculose.

OBSERVATION VIII

Le jeune G., âgé de 19 ans, entre à l'Hôtel-Dieu, se plaignant de douleurs dans la poitrine, de gêne respiratoire. Il est faible, ne peut travailler ; il a été, prétend-il, déjà soigné pour une maladie de poitrine, il tousse tous les matins.

L'auscultation ne révèle rien d'anormal.

Pendant 6 jours, sa température est prise matin et soir, 37.2 a été la température minimum du matin et 37.6 la température maximum du soir.

Le 6 octobre, 1897, température avant l'injection : 37.3
Injection de 20 centimètres cubes de sérum
Température 3 heures après : 37.5
— 6 — 37.5
— 9 — 37.6

Le lendemain matin, la température est 37.4, pour suivre sa marche comme avant l'injection.

L'injection n'a donné aucune réaction fébrile.

La contre-épreuve bactériologique des crachats fut faite le 9 octobre 1897, par M. le professeur Bataillon, dont je transcris la réponse :

« *Pas de bacilles de Koch.* »

Ici encore l'épreuve sérothérapique et l'analyse bactériologique sont en concordance.

OBSERVATION IX

Malade depuis plus de 6 mois d'un enrouement dû à de la laryngite, M. P., âgé de 30 ans, voit cette affection persister malgré les traitements suivis. Il se sent toujours très fort, il a assez bon appétit, ses forces ne diminuent pas, il ne transpire pas les nuits, mais il tousse tous les matins. M. P. a bien un peu abusé de ses forces, mais il n'a jamais été malade. « Et sans cet enrouement, il irait très bien. »

L'examen de la gorge montre de la rougeur, sans altération du larynx. Ni la respiration, ni la déglutition n'occasionnent la moindre gêne.

L'auscultation du poumon révèle, dans le sommet gauche, des craquements et quelques râles fins.

Il y a donc tout lieu de porter cliniquement le diagnostic « tuberculose laryngée, extension pulmonaire. »

Toutefois le malade est apyrétique ; cependant la

température vespérale atteint parfois 37.8. La température matutinale varie entre 36.6 et 37.1.

Dans ces conditions, le 15 octobre 1897, une injection de 20^{cc} de sérum est faite.

Température avant l'injection : 37.0 (9 h^{res} 1/2 du matin.)
— 3 h^{res} après — 37.6
— 6 - — 38.4
— 9 — — 37.6

Le lendemain et jours suivants la température reprend la marche qu'elle avait avant

D'après cette épreuve sérothérapique très positive, la réaction est évidente, il y a lieu de conclure à de la tuberculose.

L'analyse bactériologique des crachats faite le 27 octobre, par M. le Professeur Bataillon, a donné : « *Bacilles de Koch dans les crachats.* »

L'analyse, ici encore, confirme l'épreuve sérothérapique.

OBSERVATION X

P., âgé de 39 ans, marié, entre à l'hôpital, parcequ'il ne peut plus travailler. Depuis trois mois il est oppressé, mais depuis 8 jours, son oppression et sa toux ont tellement augmenté qu'il se décide, le 18 octobre 1897, à se faire soigner.

Comme antécédent, il n'en a pas de fâcheux. Son père est mort à 84 ans, sa mère à 81 ans.

Il a eu au régiment, en 1879, une pneumonie droite ; il fut soigné et guéri à l'hôpital de Vincennes.

En 1884, il est atteint de fièvre typhoïde ; il est soigné et guéri à l'Hôtel-Dieu de Beaune.

Depuis, il a toujours toussé plus ou moins, mais n'a jamais été malade et jamais arrêté dans son travail.

A l'auscultation, on entend des râles muqueux dans toute la hauteur du poumon gauche, en avant et en arrière.

Le poumon droit est sain. Le cœur normal, le pouls est à 84. Il n'y a pas de fièvre.

Les températures prises donnent 37 le matin, 37.5 le soir.

Le 25 octobre, il est fait une injection de 20 cent. cubes de sérum.

La température avant l'injection est de : 37.1
—   3 hres après   —   37.3
—   6   —   —   38.2 1/2
—   9   —   —   37.9

Le 26 octobre, la température du matin est de 37.1.
—   —   du soir   —   37.4.

Le 27 octobre, une 2e injection est faite :

La température avant l'injection est de : 37.2
—   3 hres après   —   37.3
—   6   —   —   38.2
—   9   —   —   38.4

Le 28 octobre, la température est 37 matin, 37.5 soir.

La réaction fébrile sérothérapique a eu lieu ; cet homme serait donc un tuberculeux.

La contre-épreuve, par l'analyse bactériologique faite le 27, par M. le professeur Bataillon, confirme le diagnostic sérothérapique. La note de M. Bataillon porte : « *Bacilles de Koch dans les crachats.* »

RÉSUMÉ DES OBSERVATIONS

Observations	DATES des injections de sérum	Températures	DATES des analyses bactériologiques	RÉSULTATS DES ANALYSES	RÉSULTATS
1	28 déc. 1896 30 déc. 1896	38 39.2			*Tuberculose pulmonaire.* Confirmée par la clinique le 25 juillet 1897.
2	10 août 1897	37.6	20 août 1897	Pas de bacilles de Koch	Pas de Tuberculose.
3	10 août 1897	38.6	14 sept. 1897	Bacilles de Koch	*Tuberculose pulmonaire.*
4	5 août 1897	37.5			Hémiplégique bien portante (voir l'observation).
5	5 août 1897	3C.6			Voir l'observation.
6	23 août 1897	37.4	14 sept. 1897	Nul	Pas de Tuberculose (voir l'observation).
7	6 octobre 1897	37.7	9 octobre 1897	Pas de bacilles de Koch	Pas de Tuberculose.
8	6 octobre 1897	37.6	9 octobre 1897	Pas de bacilles de Koch	Pas de Tuberculose.
9	15 octob. 1897	38.4	27 octob. 1897	Bacilles de Koch	*Tuberculose laryngée et pulmonaire.*
10	25 octob. 1897 27 octob. 1897	38.2 38.2 38.4	27 octob. 1897	Bacilles de Koch	*Tuberculose pulmonaire.*

Quoique peu nombreuses, ces observations me paraissent assez concluantes et je me propose de continuer la série des expériences nécessaires pour produire par leur nombre, la certitude des propositions que je crois pouvoir, dès à présent, avancer et soumettre à l'appréciation de mes confrères, en les priant de vouloir bien les contrôler.

Toutefois, je les prie de me pardonner d'être assez audacieux pour oser les émettre ; mais mon excuse est de penser que notre devoir à tous est de mettre la main à l'œuvre de toutes façons, et de chercher avec ténacité à nous défendre d'un fléau qui terrasse en Europe près de 1.000.000 d'individus par an.

Nos efforts ne sont peut-être que des gouttes d'eau, mais celles-ci forment des rivières. Et si, après nous être, dans nos recherches, trompés 99 fois, peut-être la centième sera-t-elle la vérité tant désirée.

**

Certains esprits sceptiques me demanderont à quoi sert un diagnostic précoce. A quoi sert cette épreuve sérothérapique, puisque l'analyse bactériologique est là pour élucider la question.

Je répondrai : 1° plus une tuberculose est soignée sérieusement dès son début, plus elle est curable ; 2° il est très difficile d'avoir une analyse, attendu que les médecins et les hôpitaux possesseurs d'un microscope convenable sont l'exception et qu'on n'a pas toujours la bonne fortune de rencontrer la complaisante obligeance de M. le professeur Bataillon.

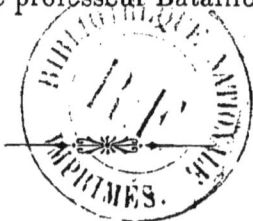

PROPOSITIONS

I

Le sérum artificiel — qu'il ait pour formule :

Chlorure de sodium	5,00			Chlorure de sodium	6,00
Sulfate de soude...	10,00	ou		Sulfate de soude...	10,00
Eau distillée......	1000,00			Sulfate de magnésie	2,00
				Eau distillée......	1000,00

sert à déceler la tuberculose (1) chez l'homme comme le fait la tuberculine de Koch.

La tuberculine n'aurait donc pas seule cette propriété.

II

Pour les adolescents et les adultes la dose à injecter est de vingt centimètres cubes, sous la peau de l'abdomen, un peu à droite et au-dessous de l'ombilic.

III

Chez les individus indemnes de tuberculose, il n'y a pas de réaction fébrile dans les 9 heures qui suivent l'injection.

IV

Chez les individus *apyrétiques*, en possession de tuberculose, il se fait, dans les 9 heures qui suivent l'injection, une réaction fébrile.

V

Toute température inférieure à 38 degrès ne doit pas être considérée comme réactive.

---

(1) Il n'est pas question ici de la tuberculose chirurgicale.

VI

La température doit-être prise avant l'injection et 3, 6, 9 h. après.

VII

S'il y a eu réaction fébrile, la température redevient, 24 heures après, ce qu'elle était avant et s'y maintient. L'injection demeure donc inoffensive.

VIII

Il faut avoir soin, avant l'injection, de prendre pendant plusieurs jours la température du matin et du soir, afin de bien s'assurer qu'il n'y a pas chez l'individu de fièvre matutinale ou vespérale. Il faut également ne pas oublier de vérifier la justesse du thermomètre.

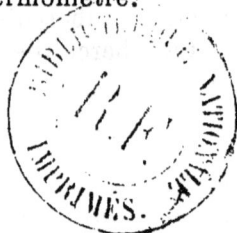